ABSORPTION CUTANÉE

PARIS. — IMPRIMERIE DE E. MARTINET, RUE MIGNON, 2

ABSORPTION CUTANÉE

·CONSIDÉRATIONS

SUR UNE

NOUVELLE MÉTHODE DE TRAITEMENT

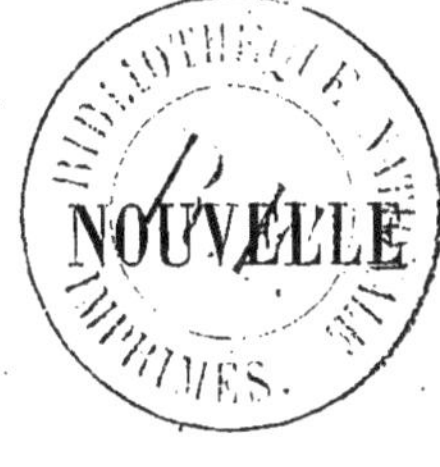

PAR LE DOCTEUR

J. J. BREMOND

Médecin de l'Asile national de Vincennes et du lycée Henri IV,
Chevalier de la Légion d'honneur,

ET LE DOCTEUR

ERNEST BREMOND

Chevalier de la Légion d'honneur.

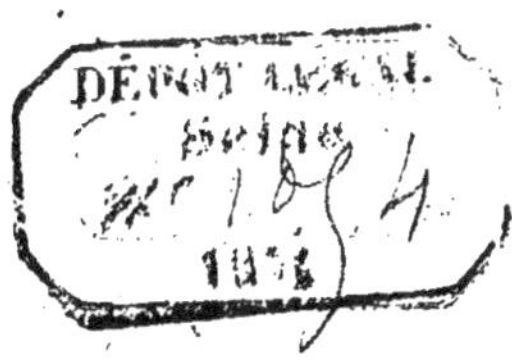

PARIS

IMPRIMERIE DE E. MARTINET

2, RUE MIGNON, 2

1874

ABSORPTION CUTANÉE

CONSIDÉRATIONS

SUR UNE

NOUVELLE MÉTHODE DE TRAITEMENT

Dans un travail précédent (1), nous avons décrit les expérience physiologiques qui nous avaient conduits à appliquer à la thérapeutique une méthode nouvelle, pour l'absorption des médicaments. Depuis, et grâce à l'amicale intervention de M. le docteur Besnier, médecin de l'hôpital Saint-Louis, nous avons trouvé un accueil bienveillant auprès de Monsieur le Directeur général de l'Assistance publique, qui nous a ouvert les portes de cet hôpital, et nous avons pu démontrer, sous les yeux de nos maîtres, les avantages de cette nouvelle méthode. En publiant les résultats que nous avons obtenus, nous avons voulu surtout témoigner de notre gratitude envers Monsieur le Directeur général et trouver aussi une occasion de remercier nos confrères de l'hôpital Saint-Louis et M. Fairmaire, directeur de cet hôpital, dont la bienveillance éclairée ne nous a jamais fait défaut.

Nous n'avons pas l'intention de revenir sur la partie physiologique de notre premier travail. Rien de ce que nous avons observé depuis n'est venu contredire les résultats énoncés, mais parmi nos lecteurs nous avons compté, sans surprise, plus d'un contradicteur, et tous s'appuyaient non pas sur des expériences contradictoires, mais sur les

(1) *Absorption cutanée, expériences physiologiques et applications thérapeutiques.* Paris, 1873.

travaux de nos devanciers. Nous avons, à dessein, négligé cette discussion dans notre premier mémoire, il nous faut donc y revenir, en quelques lignes. Et d'abord que disent les physiologistes qui ont traité cette question?

Sans remonter à Hippocrate, nous trouvons au commencement de ce siècle des expérimentateurs qui affirment que la peau absorbe des liquides. Colard (de Martigny) pensait que l'on pouvait par un bain introduire dans l'organisme de l'eau, du bouillon, du lait. Si cette affirmation est excessive, celle de Seguin : le poids du corps n'augmente pas dans le bain, semble contredite par sa seconde proposition : nous perdons un peu moins de poids dans l'eau que dans l'air.

Au contraire, M. Homolle admet que l'eau est absorbée, mais il pense que les substances qui y sont dissoutes sont arrêtées par la peau, qui effectue, dans ce cas, une sorte de distillation. Quelques années plus tard, nouvelle réfutation, et Kuhn (de Niederbronn) fixe la limite thermique, le point où l'absorption compense l'exhalation. Au-dessous de ce point l'absorption l'emporte sur l'exhalation ; au-dessus, l'exhalation est plus considérable que l'absorption.

Cette précision semble clore le débat, les expérimentateurs avaient mal observé, n'avaient pas tenu un compte assez rigoureux de l'élévation de température, et il paraîtrait assez osé de nous présenter avec de nouvelles affirmations, surtout puisque nous employons une température plus élevée que celle sur laquelle a été établie la dernière opinion adoptée dans la science.

Mais déjà, par un retour assez fréquent en science, des maîtres ont battu en brèche cette loi qui semblait désormais inattaquable. Déjà Longet nous encourageait ; dans son traité de physiologie il déclare que la doctrine de l'absorption cutanée offre une étude féconde en utiles applications à la thérapeutique.

M. le professeur Béclard devient plus affirmatif, et, après avoir cité les expériences qui prouvent que la peau absorbe non-seulement de l'eau, mais aussi des sels solubles dissous dans cette eau, il cite (1) l'exemple d'un jeune auteur dramatique, M. Camille Bernay, qui verse un flacon de laudanum sur un cataplasme, l'applique sur la région épigastrique,

______

(1) *Dictionnaire encyclopédique des sciences médicales*, art. ABSORPTION.

pour combattre des douleurs gastralgiques, et meurt empoisonné. Il est vrai que M. Béclard oublie de nous dire si le cataplasme était au-dessous ou au-dessus de la limite thermique, et ce n'est que par hypothèse, en s'en rapportant à l'usage le plus commun, que l'on peut fixer la température du cataplasme. Quelques lignes plus loin M. Béclard est plus affirmatif et il écrit : « La peau de tous les animaux absorbe. Chez ceux qui sont recouverts d'un épiderme résistant, analogue à des écailles, l'absorption est moins facile et moins rapide que chez l'homme. Cependant on peut faire naître des convulsions tétaniques de l'empoisonnement en maintenant, pendant plusieurs heures, la peau du ventre d'un serpent ou d'un lézard en contact avec une dissolution de chlorhydrate de morphine ». Enfin, il ne s'agit pas seulement d'invoquer l'absorption pour les sels en solution dans l'eau, de nouveaux travaux sembleraient établir l'absorption de substances solides. En effet récemment M. le docteur Bailly (de Chambly) a fait part à la Société médicale des hôpitaux de ses recherches sur l'intoxication cuivreuse et a signalé la présence du liséré cuivreux chez une cuisinière qui pendant deux mois avait nettoyé sa batterie de cuisine de cuivre ; d'autres ont été intoxiqués par des poids en cuivre, qu'ils maniaient tous les jours, et même un soldat par les boutons de sa tunique.

Reste un argument contre nous. Nos malades sont soumis à une température qui va jusqu'à 60°, dans quelques cas, et qui laisse bien loin le point thermique au delà duquel il n'y a pas d'observation ; mais cette température n'est pas sans action sur le médicament employé, et nous devons, encore ici, compléter les détails de nos expériences, pour répondre aux objections.

Sous quelle forme le médicament arrive-t-il au contact de la peau ? Nous avons d'abord recueilli de l'eau de condensation dans les diverses parties de la cage, et nous avons retrouvé le médicament aussi bien dans les parties éloignées qu'auprès du trou d'entrée de la vapeur dans la cage. Mais dans la description de notre opération nous avons indiqué (1) que nous employons la vapeur d'eau à la pression de deux atmosphères ; donc, au moment où la vapeur est amenée au contact du médicament, elle est à une température de 120°. Nous pensons que la

(1) *Loc. cit.*, p. 3.

solution médicamenteuse, malgré l'élévation de la température, n'est
pas altérée, et est transportée mécaniquement au contact du corps. Pour
la térébenthine, le simple témoignage de l'odorat suffit : immédiatement
une forte odeur se dégage et, si on laisse la vapeur sortir de la cage,
cette odeur se répand dans tout l'appartement. Pour les solutions alcoo-
liques d'iode, nous savons que l'alcool bout à 60 degrés et que l'iode
à 108 degrés dégage des vapeurs en si grande abondance, que presque tout l'iode solide est volatilisé ; de plus, si quelques nuages de
vapeur se dégagent de la cage, il est facile de constater qu'ils ont la
couleur violette caractéristique. Mais il n'en est pas de même pour les ·
solutions aqueuses d'iodure de potassium. Il fallait démontrer, expéri-
mentalement, que ce sel n'était pas altéré par la température à laquelle
il est momentanément élevé. Pour cela nous avons, au préalable, constaté sur l'un de nous que la peau de la poitrine ne contenait pas de
trace d'iodure ; puis, après nous être placé dans la cage, nous avons
dirigé le jet de vapeur, chargé d'iodure de potassium, de façon à ce
qu'il passât sous le siége, sur lequel nous étions assis, et ne vînt atteindre
notre poitrine que par réflexion, après s'être brisé sur la paroi postérieure de la cage, derrière notre dos, en passant par-dessus notre
épaule. Pour cela nous avons garni la partie inférieure de notre cage
d'un plancher mobile qui conduisait la vapeur jusqu'au siége sur lequel
nous étions assis. Au courant de l'opération, et pendant les cinq premières minutes, nous avons placé sur notre poitrine un morceau de
papier amidonné, et lorsque nous l'avons retiré, nous avons constaté
que sa couleur n'était nullement altérée. Nous avons placé ce papier
dans un vase, que nous venions de laver avec de l'éther, et ce n'est
que lorsque nous avons ajouté de l'acide nitrique, que la coloration
bleue est apparue.

Cette expérience prouve d'abord que le médicament n'est pas altéré
par l'opération ; et puisqu'il ne peut atteindre que par un mouvement
ascensionnel le point où il doit être absorbé, si nous ne pouvons pas
affirmer qu'il a passé complétement à l'état gazeux, nous pouvons du
moins inférer qu'il n'est pas éloigné de cet état ; alors, la [question
d'absorption se simplifie, et nous invoquons l'autorité de nos devanciers pour appuyer notre nouvelle méthode.

Bichat, pour les miasmes d'une salle de dissection, Chaussier, pour l'hydrogène sulfuré, et Colard (de Martigny), pour l'acide carbonique, ont démontré, depuis plus de cinquante ans, que l'absorption était indubitable. Enfin M. P. Bert, plus récemment (1), dit : « Les gaz s'absorbent par la peau, si bien qu'il se fait même un échange gazeux cutané, etc. » Pourquoi les médicaments arrivant au contact du corps à l'état gazeux se comporteraient-ils autrement ?

La thérapeutique a déjà utilisé les bains gazeux, et je me bornerai à citer les bains d'oxygène employés contre la gangrène sénile par M. Laugier.

Il nous reste à combattre une dernière objection, que nous pensions avoir prévue en décrivant (2) les précautions employées lors de nos premières expériences pour faire respirer à nos malades de l'air pris exclusivement à l'extérieur de la salle dans laquelle nous opérions. Les médicaments que nous trouvons dans l'urine, nous a-t-on dit, pénètrent dans l'organisme par les voies respiratoires. Dans ce cas, l'opérateur devrait être imprégné, en quelque sorte, du médicament. Or, nous n'avons jamais trouvé de l'iode dans nos urines, après de longues journées passées auprès de la cage, alors même que dans le cours d'une expérience nous avions dû quitter la pièce dans laquelle nous nous trouvions, parce que les vapeurs iodées qui se dégageaient avaient irrité notre muqueuse au point de provoquer un violent accès de toux.

Nous terminons là, pour cette fois, la relation de nos expériences purement physiologiques ; cependant, il nous faut encore décrire les modifications que nous avons apportées à notre appareil pour le simplifier. Du reste, la figure que nous avons placée à notre première page fera mieux comprendre cette description. Nous ne parlerons pas du générateur, et celui qui figure dans notre dessin est en quelque sorte un générateur de cabinet. Les grands établissements, qui possèdent une machine, peuvent facilement disposer d'une quantité suffisante de vapeur d'eau pour alimenter ce service balnéaire. Notre appareil se compose, essentiellement, d'une boîte close et étanche dont les parois intérieures sont formées soit de bois, soit de plaques de faïence, soit même simple-

<hr>

(1) *Nouveau dictionnaire de médecine et de chirurgie pratiques*, art. ABSORPTION.
(2) *Loc. cit.*, p. 8.

ment d'une double épaisseur de toile à bâche. Cette boîte doit être d'une grandeur suffisante pour qu'au besoin le malade puisse étendre ses jambes, les placer dans une position commode, surtout lorsqu'il s'agit de maladies articulaires. La paroi opposée à la porte par laquelle le malade entre est percée d'un trou *h* par lequel pénètre un tube *g*, de 4 millimètres de diamètre, qui est en communication avec la chambre de vapeur. Dès son entrée dans la boîte, ce tube est croisé à angle droit par un tube en verre, muni d'une extrémité effilée en platine, d'un diamètre qui varie de 6 dixièmes de millimètre à 1 millimètre, suivant la quantité de liquide que l'on veut projeter dans la boîte. L'autre extrémité du tube remonte jusqu'à la paroi supérieure de la cage et se recourbe en siphon pour venir plonger, par son extrémité, dans un vase mobile *j* dans lequel on verse au fur et à mesure la solution médicamenteuse. Enfin, à l'union des deux tiers antérieurs et du tiers inférieur est placé un thermomètre marquant la température de l'intérieur de la boîte. La température indiquée par cet instrument n'est pas exactement celle que supporte le malade. A cause de la position du thermomètre et de la direction du jet de vapeur, il importe de faire une correction : la température réelle, au centre de la cage, à l'endroit où se trouve le malade, est plus élevée de cinq degrés.

Est-il besoin d'expliquer comment se fait, avec cet appareil, la diffusion du médicament ? Au moment où la vapeur arrive dans la boîte, elle forme, à sa sortie du tube, un cône dans lequel est compris l'appendice de platine, ou de verre effilé, du tube-siphon ; le vide se forme, et la liqueur médicamenteuse est aspirée dans le tube de verre. Elle arrive goutte à goutte et est projetée, avec la vapeur, dans toute l'étendue de la cage, ainsi que le prouve l'analyse de l'eau de condensation recueillie dans les différentes parties de la cage. Nous avons donné à notre jet de vapeur une direction oblique, de bas en haut, de façon à ce qu'il vienne se briser un peu en avant du corps du malade afin d'utiliser la plus grande partie du médicament.

Cet appareil diffère de celui que nous avions décrit dans notre premier travail, par une plus grande simplicité ; il fonctionne automatiquement et peut être employé pour toute espèce de médicaments.

Mais nous avons hâte d'exposer quelques résultats cliniques nouveaux

PLANCHE I^{RE}.

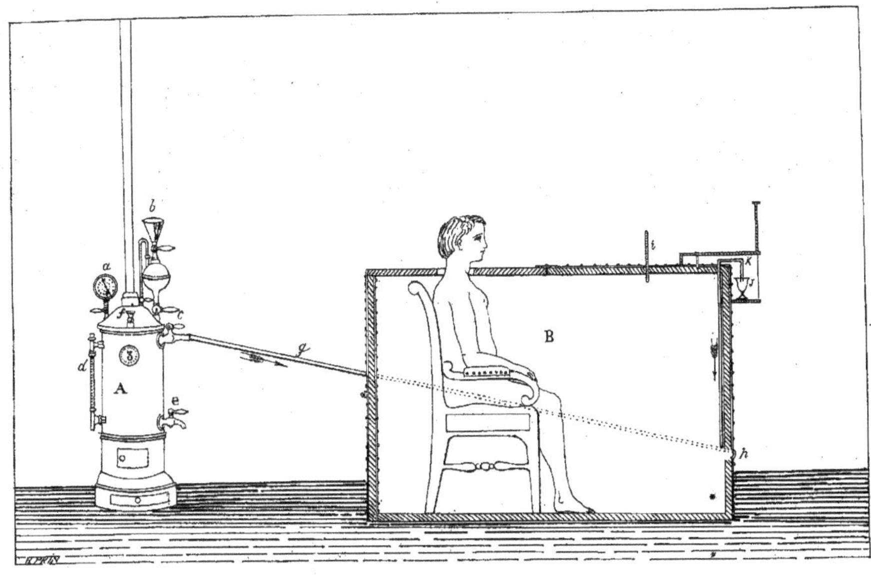

PLANCHE II.

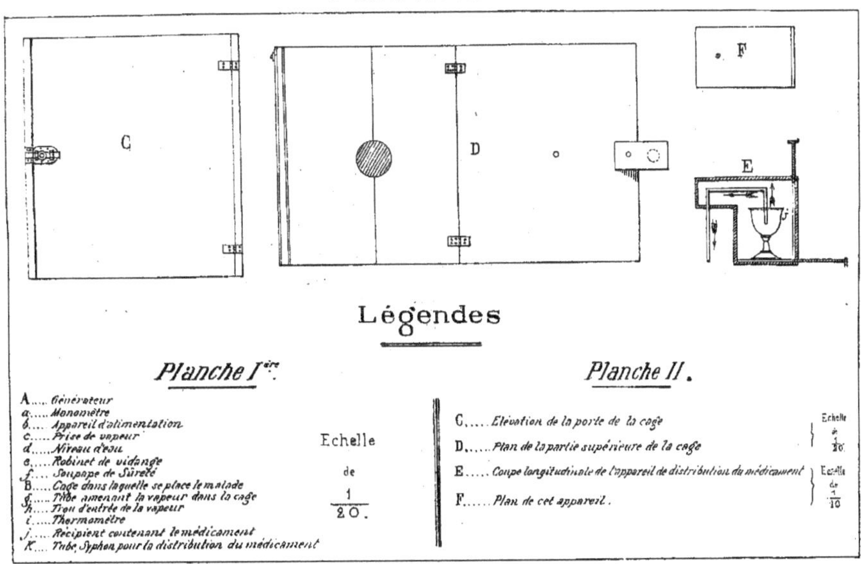

Légendes

Planche Ire.

A..... Générateur
a..... Monomètre
b..... Appareil d'alimentation
c..... Prise de vapeur
d..... Niveau d'eau
e..... Robinet de vidange
f..... Soupape de Sûreté
B..... Cage dans laquelle se place le malade
g..... Tube amenant la vapeur dans la cage
h..... Trou d'entrée de la vapeur
i..... Thermomètre
j..... Récipient contenant le médicament
K..... Tube Syphon pour la distribution du médicament

Echelle
de
$\frac{1}{20}$.

Planche II.

C..... Elévation de la porte de la cage
D..... Plan de la partie supérieure de la cage
E..... Coupe longitudinale de l'appareil de distribution du médicament
F..... Plan de cet appareil.

Echelle
de
$\frac{1}{10}$

Echelle
de
$\frac{1}{10}$

que nous avons obtenus, publiquement, à l'hôpital Saint-Louis et aussi à notre cabinet d'opérations.

Nous avons appliqué notre procédé à l'absorption des sels de mercure dans des cas de syphilis graves qui avaient résisté au traitement usuel, et nous commencerons par publier trois observations que M. Rendu, interne du service, a bien voulu nous communiquer.

PREMIÈRE OBSERVATION

D..., trente-deux ans, gardien de la paix, entre à l'hôpital Saint-Louis, le 5 mai 1873. — Salle Saint-Léon, n° 1.

Chancre infectant en juin 1872, à forme phagédénique, avec bubon suppuré, soigné seulement localement, par la poudre d'iodoforme.

Apparition, en octobre, d'une éruption sur le front et le cuir chevelu; en même temps angine. A partir du mois de novembre, syphilides papulo-tuberculeuses, qui n'ont jamais disparu depuis. En décembre, il a commencé à prendre du sirop de Gibert; il en a absorbé 4 litres dans le courant de son année; il a pris également de l'iodure de potassium.

État au moment de l'entrée. — Sur le fourreau du prépuce, en arrière du gland, on voit encore la trace du chancre primitif caractérisée par une érosion cicatricielle. Sur la face interne des cuisses, syphilides circonscrites, tuberculeuses, de forme irrégulièrement circulaire, à centre violacé, déprimé; la périphérie est formée par des tubercules disséminés recouverts de squames; sur la partie postérieure de la fesse, même aspect, plus des ulcérations, peu profondes, au niveau de la zone périphérique. Des plaques de même nature, isolées et grandes comme le double d'une pièce de 5 francs, se voient sur la poitrine, aux coudes, aux aisselles et aux pieds; de même sur le dos.

A la face, même aspect, papules ulcérantes, disposées en fer à cheval;

derrière l'oreille gauche, des tubercules recouverts de croûtes sont disséminés dans la barbe, sur le front et sur les joues.

La bouche est rouge, la muqueuse érythémateuse, et les dents déchaussées. Ulcération au niveau de la gencive. Les cheveux sont déjà tombés; ils sont repoussés et retombent encore.

Santé générale assez bonne; appétit conservé; quelques douleurs de tête et, pendant près d'un mois, douleurs ostéocopes.

Le 18 mai, il prend un premier bain, quinze minutes, 50 degrés, 0,16 de bichlorure de mercure.

Le 21 mai, troisième bain. Accidents intestinaux, coliques, diarrhée. On suspend les bains pendant trois jours.

2 juin. — Douzième bain. Amélioration notable.

14 juin. — Seizième bain. Nouveaux accidents intestinaux qui font suspendre de nouveau les bains.

23 juin. — Sorti après son vingt-cinquième bain; les ulcérations sont complétement cicatrisées; les tubercules se sont affaissés; il ne reste que quelques taches lie-de-vin, à peine visibles. Les forces de ce malade ont été notablement diminuées par le traitement; il a maigri d'une façon très-sensible. Il a repris son service, mais a dû demander à être exempté du service de nuit, qu'il ne pouvait pas faire.

Nous l'avons revu en septembre, puis en octobre; il n'a plus aucune trace de maladie. — Les forces sont revenues comme au premier jour.

Ces accidents intestinaux, que nous avons remarqués chez les malades que nous avons traités, ne sont pas nouveaux. Liégeois les avait signalés lorsqu'il a tenté de traiter la syphilis par les injections hypodermiques de bichlorure de mercure, et notre excellent ami M. le docteur Le Dentu les a aussi constatés lorsqu'il a essayé d'employer cette méthode, qu'il a, du reste, complétement abandonnée. Enfin, nous voulons rapprocher de cette première observation les faits suivants, publiés dans la *Revue thérapeutique médico-chirurgicale* du 15 juin 1872.

Une petite fille, de neuf à dix ans, atteinte d'herpès circiné, fut soignée par les lotions avec une solution de 50 centigrammes de bichlorure de mercure pour 4 grammes d'alcool. Ce fut le médecin anglais qui publie cette observation qui fit lui-même l'application de ce médicament; le lendemain matin apparaissent des vomissements et de la diarrhée aiguë; le second jour, la diarrhée continue, et la salivation n'apparaît que le soir de ce second jour; enfin, le soir du quatrième jour, au moment où l'enfant se levait pour aller à la chaise, elle est prise de syncope et meurt.

Les phénomènes que nous avons observés, à un degré bien moindre, concordent avec ceux que nous venons de rapporter. Nous donnions nos bains le matin, et c'était toujours dans la nuit que le malade ressentait des coliques et était pris de diarrhée.

Pendant que nous donnions des bains au sublimé à D..., nous en donnions à un autre malade, atteint d'accidents tertiaires, mais qui était traité par l'iodure de potassium. Ce malade, R..., était batelier, et, bien qu'il ne fût âgé que de quarante ans, sa constitution était plus usée que celle de D..., qui peut être considéré comme jouissant de toute la vigueur d'un homme de son âge, trente-deux ans. Or, tandis que D... était affaibli au point d'être obligé de garder le lit pendant la plus grande partie de la journée, R... sentait au contraire ses forces s'accroître, et il pouvait travailler toute la journée à l'atelier de menuiserie de l'hôpital. Nous signalons ce parallèle, qui semblerait prouver que le mercure agit surtout comme altérant, tandis que l'iodure de potassium aurait plutôt un pouvoir en quelque sorte reconstituant.

DEUXIÈME OBSERVATION

Auguste N..., trente-trois ans, entré à l'hôpital Saint-Louis, salle Saint-Léon, n° 63, le 14 juillet 1872.

Tout son corps est couvert de syphilides papuleuses, lenticulaires. N'a pas de traces de chancre, ni à la verge, ni à l'anus. Il se souvient cependant d'en avoir eu un, il y a six ans, qui a été traité par les moyens ordinaires.

Au moment de son entrée, tout son corps est couvert par l'éruption; il a de l'angine syphilitique, et à l'anus des plaques muqueuses ulcérées.

Aucun trouble dans la santé générale ; cependant, depuis quinze jours la vue est altérée. Iritis, ulcération de l'iris gauche, déformation de la pupille.

A son entrée à l'hôpital, cet homme est soumis au traitement interne, mais ne peut le supporter ; il avait de violentes douleurs stomacales.

Le 12 août, il prend son premier bain, 0ᵍʳ,12 de bichlorure de mercure.

Le 16 août, à son troisième bain, nous sommes obligés de suspendre, à cause de l'apparition de diarrhée et de coliques.

Dès le quatrième bain, les pustules s'affaissent, l'œil est moins enflammé, et, le 13 octobre, il quitte l'hôpital pour l'asile de Vincennes, à son trentième bain. Il ne lui reste plus que des taches brunes. Ce malade est revenu de l'asile de Vincennes complétement guéri.

TROISIEME OBSERVATION

Maria H..., âgé de vingt-deux ans, entrée le 15 juin 1873, salle Saint-Thomas.

Les premiers accidents remontent au mois de mai 1872 ; elle a eu la roséole en septembre de la même année.

Au moment de son entrée, l'éruption se présente sous forme de petits éléments simulant une syphilide vésiculeuse ; chacun de ces éléments est surmonté d'une collerette de squames, surmontée elle-même d'une petite croûte.

Syphilide pigmentaire, très-confluente, qui occupe tout le cou, descend sur les régions sus-claviculaires, avec une dyschromie très-remarquable.

Douleurs très-intenses dans le genou, le cou-de-pied, les poignets. Ne peut se livrer à aucun travail manuel. On ne sent nulle part d'exostose.

Pas d'anesthésie ni d'analgésie cutanée. La malade se plaint beaucoup de sa vue, qui est affaiblie; peu de douleur dans les yeux, mais brouillards, sensation de phosphènes, d'étincelles, et évidemment symptômes de congestion iridienne et choroïdienne. Déformation de la pupille; le bord libre est frangé et découpé irrégulièrement.

Un des symptômes qui gêne le plus la malade est une douleur profonde de l'abdomen, s'exaspérant quand elle marche. Cette douleur est liée à un état congestif du foie, qui est volumineux et a près de 20 centimètres de matité, en hauteur. La rate, quoique moins grosse proportionnellement, est également très-hypertrophiée; fonctions digestives d'ailleurs régulières, mais anorexie, inappétence; parfois crampes d'estomac.

Une pilule de Sédillot, macération de quinquina. Le 13 juillet, pas le moindre progrès. L'acné syphilitique couvre le tronc, le dos et la poitrine. Il est plus confluent que jamais. On cesse tout traitement interne, et l'on prescrit un bain au sublimé tous les deux jours.

1ᵉʳ août. — Douzième bain. Les vésicules sont affaissées, ne laissant que de légères macules jaunâtres, sur la face et le cou; il reste des élevures acnéiques.

7 août. — Quelques symptômes légers de stomatite; état général bon; le foie n'est plus volumineux comme à son arrivée. Toute trace de périostite, de douleur ostéocope, a disparu. La malade peut travailler. Les yeux seuls sont encore malades.

24 août. — L'éruption tend à disparaître sur la face.

Enfin, la malade sort guérie le 3 septembre, à son vingt et unième bain.

Ces trois observations ont été en quelque sorte rédigées intégralement par M. le docteur Rendu, interne du service, dont les bons offices ne nous ont jamais fait défaut pendant nos travaux. Les réflexions que suggèrent ces observations se résument dans l'efficacité du traitement pour des affections qui avaient épuisé en vain le traitement ordinaire. Les progrès du mal étaient constatés chaque jour et dès les premiers bains. M. Besnier constate de l'amélioration.

Nous avons donné d'autres bains au sublimé, mais sans avoir le loisir de prolonger assez le traitement pour constater un résultat : tantôt le malade se faisait expulser de l'hôpital, pour inconduite ou pour ivresse ; tantôt, dès la première amélioration, il voulait essayer de reprendre ses travaux ; mais jamais nous n'avons été obligés d'interrompre nos bains parce que ce traitement amenait avec lui des inconvénients.

Dans notre premier travail nous avons donné de longues et nombreuses observations sur le traitement par l'iodure de potassium. Nous ne voulons pas revenir sur ce sujet en publiant toutes les nouvelles observations, qui pourraient n'être, le plus souvent, qu'une répétition de celles que nous avons déjà publiées ; mais il en est deux, recueillies à notre cabinet d'opérations, que nous croyons devoir mettre sous les yeux de nos confrères.

D..., âgé de cinquante ans, fabricant de baromètres, manie le mercure depuis l'âge de dix-huit ans. Déjà à deux reprises différentes il a été atteint de tremblement mercuriel, mais il a guéri assez facilement par l'emploi de l'iodure de potassium à l'intérieur. La troisième atteinte est plus rebelle, et il vient nous trouver, au mois de juin 1873, dans l'état suivant :

Depuis le mois de septembre 1872, il a été obligé d'abandonner toute occupation manuelle ; tous les muscles sont atteints, il parle en bredouillant, marche comme un homme ivre, ne peut ni s'habiller ni se déshabiller seul. Il ne peut pas manger, et chaque fois qu'il fait une tentative pour boire, il renverse le contenu de son verre. La nuit il a des soubresauts qui le réveillent ; enfin la face dorsale du pied droit présente une tuméfaction considérable : au niveau de l'articulation de l'astragale avec le scaphoïde, il existe une petite fistule par laquelle s'échappe du pus de mauvaise nature et fétide. Le malade ne peut pas marcher ; il vient prendre son premier bain le 18 juin 1873.

Après le cinquième bain, le 1er juillet, il peut marcher, et, dès le 15 du même mois, la tuméfaction du pied a complétement disparu, la fistule est fermée, et le malade peut sans inconvénient exécuter des promenades de près de deux heures.

1er aout, dernier bain ; M. D... peut reprendre ses occupations, après un repos de huit jours ; il peut exécuter des travaux au chalumeau, qui

exigent une très-grande précision ; sa santé générale est excellente.
Nous le revoyons plusieurs fois, en dernier lieu en décembre ; il y a
quelques jours, sa guérison ne s'est pas démentie.

QUATRIÈME OBSERVATION

M. T... a eu, il y a quinze ans, un chancre qui s'est guéri assez vite,
par les moyens ordinaires. A la suite d'une cure dans une station d'eau
sulfureuse, il vit se développer, dans le voisinage de l'articulation tibio-
tarsienne droite, sur la face du tibia, une tumeur, d'abord indolente,
qui plus tard amena une gène considérable pour la marche et lui occa-
sionna des douleurs presque toutes les nuits. Cette tumeur, au moment où M. T... vint nous trouver, occupait tout le tiers inférieur de la
jambe, sur une longueur de 15 centimètres environ, et faisait une saillie
de 4 centimètres environ. Malgré l'époque éloignée de l'accident primitif, nous avons pensé que cette tumeur était de nature syphilitique,
diagnostic qui fut, du reste, confirmé par plusieurs confrères et en par-
ticulier par M. Ricord. La tumeur, du reste, était un peu fluctuante, à
son centre ; un médecin consulté avait proposé de l'inciser, pour
ruginer l'os.

Nous avons soumis M. T... au traitement ioduré, et, dès le douzième
bain, la fluctuation avait disparu, la tumeur avait diminué et le malade
n'éprouvait plus de douleurs en marchant. Il crut pouvoir interrompre
tout traitement et se livrer à des fatigues excessives pour son état.

A son retour, les douleurs étaient revenues, la fluctuation s'était
étendue et avait envahi toute la tumeur ; au centre il y avait un petit
pertuis par lequel s'échappait un peu de pus. Nous recommençons le
traitement, et même nous remplaçons l'iodure de potassium par la
solution d'iode iodurée. L'amélioration se montre dès le dixième bain ;
au vingtième M. T... peut marcher, sans éprouver de douleur ; enfin
la tumeur diminue chaque jour de volume, et, lorsque M. T... nous
quitte pour aller occuper un poste en province, la tumeur ne présente

plus aucune saillie ; à l'endroit qui avait été le siége d'un ramollisse-
ment et où existait le petit pertuis, il y a une dépression en forme de
cupule, de 3 centimètres de diamètre environ.

Nous avons dit, au cours de cette observation, que nous avions ajouté
de l'iode à la solution iodurée. Nous devons, à ce sujet, répondre à une
critique qui nous a été faite ; on nous a accusé d'employer un médicament facilement volatilisable ; loin de nous arrêter à ce reproche,
nous avons cherché à rendre notre médicament plus volatilisable
encore. La science purement expérimentale a des droits et des attraits
que nous sommes loin de méconnaître, mais nous avons pensé que,
puisque nous entrions dans le domaine de la clinique, nous devions
chercher non pas à rendre plus rigoureuses les conditions de l'expérience physiologique, mais à être le plus possible utiles aux malades,
et pour cela nous avons tenté de faire pénétrer dans l'organisme de
nos malades le plus de médicament possible. Du reste, cette formule
n'est pas une innovation de notre part : déjà Lugol a fait prendre, à
ses malades de l'hôpital Saint-Louis, des bains d'eau contenant une
solution d'iode ioduré ; notre appareil, renouvelant sans cesse le médicament autour du corps du malade, augmente son efficacité. Aussi
bien dans le cas de M. T... que lorsque nous avons fait des expériences
sur nous-mêmes, l'analyse des urines nous a démontré que l'iode
introduit dans l'économie par notre procédé se comporte de la même
manière que s'il était absorbé par les voies digestives ; comme nous
avons eu l'occasion de le constater dans le service de M. le docteur
Besnier, nous ne retrouvions pas de l'iode libre dans l'urine, et, pour
obtenir la réaction par l'amidon, il nous fallait le séparer des bases aux-
quelles il s'était uni dans le sang.

Ce que nous avons dit de l'iodure de potassium, nous le répétons
pour la térébenthine. Presque toutes les observations seraient en
quelque sorte la répétition de celles qui figurent dans notre premier
travail. Mais cependant il en est deux qui présentent un caractère tout
à fait spécial par la rapidité avec laquelle la guérison radicale est
survenue ; nous devons les signaler.

Madame C..., âgé de cinquante-deux ans, était atteinte, depuis huit ans, d'une douleur rhumatismale de la région lombaire, qui s'exaspérait aux changements de temps, qui avait résisté à toutes les tentatives de traitement, et pour laquelle madame C... avait en vain parcouru toutes les stations thermales. Après trois bains térébenthinés, madame C..., complétement guérie, pensa pouvoir suspendre son traitement et ne le reprendre que dans le cas de rechute. Or cette rechute n'a pas eu lieu.

M. L..., ingénieur civil, était atteint d'une sciatique rhumatismale qui depuis six ans ne lui permettait de marcher qu'avec peine et en boitant. Après le sixième bain la douleur avait complétement disparu, et, malgré les causes d'humidité atmosphériques et professionnelles, ainsi que nous l'écrivait il y a peu de jours le malade, la douleur n'a jamais reparu.

FIN

PARIS. — IMPRIMERIE DE E.' MARTINET, RUE MIGNON, 2